G. BILLARD et P. FERREYROLLES

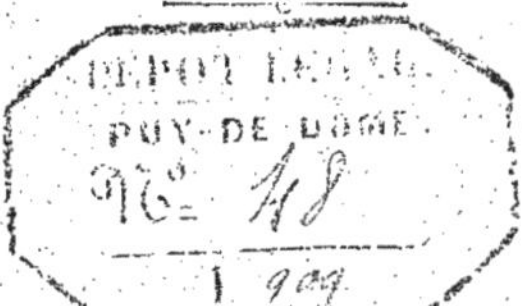

Les Eaux Minérales

en tant que

Sérums Artificiels

Etude expérimentale et Clinique des Eaux de La Bourboule

en Injections hypodermiques

PRIX : 1 FRANC

PARIS

A. MALOINE, ÉDITEUR

25-27, RUE DE L'ÉCOLE-DE-MÉDECINE, 25-27

1909

LES EAUX MINÉRALES

EN TANT QUE

SÉRUMS ARTIFICIELS

BIBLIOGRAPHIE

Billard et Ferreyrolles. — Recherches expérimentales sur la tolérance des Eaux de La Bourboule. (*Société d'Hydrologie médicale de Paris,* décembre 1905).

Ferreyrolles et Gastou. — Les Eaux de La Bourboule en injections sous-cutanées (comparaison avec les Sérums artificiels, l'eau de mer et les eaux radio-actives). (*Société Française de Dermatologie,* 13 avril 1907).

Fleig. — Les Eaux minérales milieux vitaux, leurs effets physiologiques en tant que Sérums artificiels. (*Société des Sciences médicales de Montpellier,* 9 avril 1907).

Les Eaux minérales Sérums artificiels, milieux vitaux. (*Société de Thérapeutique,* 14 octobre 1908).

Roger Trémolières. — Les Eaux minérales en injections hypodermiques intrapéritonéales intraveineuses chez les animaux et chez l'homme. (*Société de Biologie,* 7 novembre 1908).

Billard et Ferreyrolles. — Les Eaux de La Bourboule en injections sous-cutanées. (*Société de Biologie,* 21 novembre 1908).

Fleig. — Les Eaux minérales Sérums artificiels. (*Société de Biologie,* 24 novembre 1908).

Les Eaux minérales Sérums artificiels. (*Société de Biologie,* 5 décembre 1908).

Billard et Ferreyrolles. — Les Eaux de La Bourboule en injections sous-cutanées (Note rectificative). (*Société de Biologie,* 19 décembre 1906).

Trémolières. — Les Eaux minérales en injections hypodermiques : premières expérimentations. (MALOINE 1909.)

Billard et Ferreyrolles. — Les Eaux de La Bourboule en injections hypodermiques. (*Société d'Hydrologie,* Séance du 21 janvier 1909).

Les Eaux Minérales

en tant que

Sérums Artificiels

Etude expérimentale et Clinique des Eaux de La Bourboule
en Injections hypodermiques

PAR

<table>
<tr><td>G. BILLARD</td><td>P. FERREYROLLES</td></tr>
<tr><td>Professeur à l'Ecole de Médecine de
Clermont-Ferrand,</td><td>Membre de la Société Française de Der-
matologie, de la Société d'Hydrologie,
de la Société de Médecine de Lisbonne.</td></tr>
<tr><td>Médecin de l'Hôtel-Dieu.</td><td>Médecin consultant à La Bourboule.</td></tr>
</table>

(Travail présenté à l'Académie de Médecine par M. le Prof. GILBERT)

PARIS

A. MALOINE, Editeur

25-27, RUE DE L'ÉCOLE-DE-MÉDECINE, 25-27

—

1909

LES EAUX MINÉRALES

EN TANT QUE

SÉRUMS ARTIFICIELS

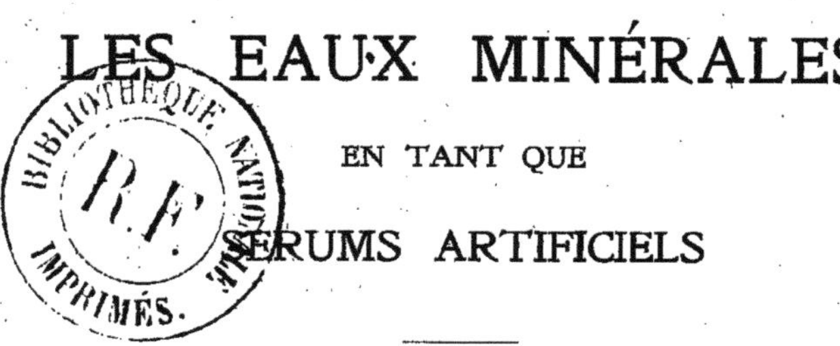

La vie des stations d'Eaux minérales prospère depuis
des siècles. — Visitez nos stations d'Auvergne et les indi-
gènes vous montreront avec orgueil des restes d'installa-
tions pour bains datant des Romains. — Evidemment, à
cette époque, ces stations vivaient d'*empirisme* et, à l'heure
actuelle, celles qui subsistent ainsi sont encore nombreuses.

Vers la fin du siècle dernier, des chercheurs montrèrent
que nombre de sources avaient une composition chimique
les rapprochant, par les éléments qu'elles contiennent, des
liquides de notre organisme ou bien des solutions utilisées
en thérapeutique. A cette période, bien peu éloignée de
nous, beaucoup d'Eaux minérales ont été comparées à la
« lymphe » qui baigne nos tissus ; la *chimie* domine l'esprit
de tous ceux qui étudient la question des Eaux minérales.

Cependant, certaines sont réfractaires aux commentaires
que peut fournir l'appareil fondamental du chimiste, la
balance (les Eaux du Mont-Dore par exemple). Mais bientôt
les *physiciens* nous apprennent que ces Eaux possèdent
des propriétés inconnues jusqu'à ce jour : elles sont radio-
actives. La physique nous permet encore d'étudier ces
solutions au point de vue osmotique, des phénomènes
d'ionisation, de l'état colloïdal de certains sels, etc...

Sans doute, depuis que les médecins existent et qu'ils
ont connu les Eaux minérales, ils ont observé les effets de
ces Eaux sur les malades, mais nous osons dire que ces

observations, pour aussi remarquables qu'elles soient, laissaient une part immense au domaine de l'hypothèse sur laquelle vit la légende encore tenace des « Eaux vivantes ». La question des Eaux minérales est entrée dans le domaine scientifique à travers les laboratoires de chimie et de physique. Actuellement, elle a pénétré dans les laboratoires de *physiologie* et, comme une étudiante docile, elle suit la gradation actuelle de l'enseignement de nos Facultés.

Faut-il croire que nous voulons rayer d'un trait de plume les travaux des éminents cliniciens qui ont étudié l'effet thérapeutique des Eaux ? Loin de nous cette pensée ! Nous estimons au contraire que c'est vers l'interprétation de l'œuvre de ces Maîtres que doivent tendre les efforts, et nous ne voulons pas, une fois de plus, opposer le laboratoire à la clinique : Bouchard à Trousseau.

Quand nous affirmons que la question des Eaux minérales est jeune, nous ne croyons pas lui faire injure et encore moins lorsque nous disons qu'elle ne peut vieillir.

L'étude du rôle des sels minéraux dans l'organisme est à peine ébauchée et cependant chacun des éléments simples que nous retrouvons dans les Eaux fait partie de l'édifice qui caractérise l'être vivant, c'est-à-dire le protoplasma, la molécule d'albumine. Etudier les Eaux minérales, c'est donc aborder le problème de la vie dont peutêtre nous ne connaissons pas le premier terme de la solution.

Lorsque nous avons abordé l'étude des Eaux de La Bourboule, notre but n'était pas de la considérer comme un sérum banal réunissant seulement les propriétés qui font qu'une solution saline à peu près isotonique au sang et non nocive, est baptisé sérum.

Nous avons voulu voir avant toutes choses, dans cette Eau, un sérum médicamenteux contenant de plus que le sérum banal un élément particulièrement actif et utile aux praticiens : l'arsenic.

Dans nos premières recherches, nous avons montré que l'Eau de La Bourboule est un véritable sérum minéral se rapprochant beaucoup du sérum sanguin, et que malgré la présence de l'arsenic, elle n'est pas toxique.

Les tableaux ci-dessous montrent en effet qu'un grand nombre d'éléments existent simultanément dans notre Eau et dans les cendres de sérums animaux.

Eau de La Bourboule (Sources Choussy et Perrière)

Arséniate de soude	0.02847
CO_2	0.0518
Chlorure de Sodium	2.8406
— potassium	0.1623
— lithium	Indice
— magnésium	0.0320
Bicarbonate de soude	0.8920
— chaux	0.1905
Sulfate de soude	0.2084
Peroxyde de fer	0.0021
Oxyde de manganèse	Indices
Acide salicylique	0.1200
Silicate de soude	»
Borate de soude	»
Alumine	Indices
Matières organiques	»
Chlorures de caesium et de rubidium	»

Voici, du reste, des analyses comparables à peu de choses près, pour le sérum sanguin : celle de Weber, d'une part, pour le sérum du sang de cheval, et celle de Hensen et Dambart, d'autre part, pour la lymphe de l'homme.

Nous avons, pour cent parties de cendres :

	Sérum de cheval	Sérum humain
Chlorure de sodium	72.88	72.484
Soude	12.93	10.355
Potasse	2.85	3.255
Chaux	2.28	0.979
Magnésie	0.27	0.265
CO_2	4.40	8.206
30 H_2	2.10	1.276
H_3	1.75	1.091
	0.20	0:057

Nous avons ainsi un grand nombre d'éléments communs au sérum sanguin et à l'Eau de La Bourboule. Remarquons cependant que dans cette dernière nous avons un agent thérapeutique de tout premier ordre : l'arséniate de soude, à la dose de 0.2847 par litre.

Ainsi donc nous nous trouvons en présence d'un liquide naturel contenant les principaux éléments des milieux cellulaires dont nous pouvons attendre d'excellents résultats si nous réussissons à l'utiliser comme sérum artificiel et thérapeutique.

Il est donc tout naturel d'établir, comme l'a fait M. Quinton pour l'eau de mer rendue préalablement isotonique, une série d'expériences justifiant cette idée. Dès 1905, nous avons publié les résultats auxquels nous avaient conduit les recherches sur la tolérance de nos Eaux par l'organisme, elles sont très suggestives :

I. — Un lapin de 3 k. 200 reçoit directement dans le sang par la veine auriculaire 160 cent. cubes d'Eau Choussy-Perrière : l'animal ne présente aucune gène, aucun phénomène d'intoxication après plusieurs jours d'observation.

II. — Un lapin de 3 k. 100 reçoit une injection intra-veineuse de 160 cent. cubes d'une solution d'arséniate de soude dans un liquide composé suivant l'analyse donnée de l'Eau de La Bourboule par les chimistes. Au cours de l'injection, l'animal est pris de quelques secousses convulsives, d'un peu de trismus ; il reste étonné, au bout d'une demi-heure tout est rentré dans l'ordre, l'animal ne présente par la suite rien d'anormal.

III. — Un lapin de 3 kilos est soumis à une injection intra-veineuse d'Eau de La Bourboule. Après en avoir reçu 300 grammes, l'animal présente de la dyspnée ; à 380 cent. cubes il commence à uriner ; on continue l'injection jusqu'a 600 cent. cubes, l'animal est abattu, continue à uriner fréquemment pendant quelques heures ; au bout de quatre heures il a repris son aspect habituel.

IV. — Deux carpes de poids sensiblement égal sont plongées l'une dans l'Eau de la Bourboule, l'autre dans un liquide composé comme l'indique l'analyse donnée de l'Eau de La Bourboule. La première est sur le flanc au bout de douze minutes ; la seconde n'avait pu résister moins de quatre minutes. Elles restent deux heures chacune dans leur milieu respectif ; la première reprend son équilibre et ses mouvements aussitôt après avoir été plongée dans l'eau pure, la deuxième vingt-cinq minutes après seulement. Le lendemain, 6 Novembre, ces deux mêmes carpes sont plongées à nouveau chacune dans le milieu où elles avaient été placées la veille ; 24 heures après, celle qui était dans l'Eau Choussy-Perrière était en très bon état, tandis que l'autre était morte dans la nuit. La carpe survivante reste trois jours dans l'Eau de La Bourboule, elle change d'aspect, devient absolument blanche et se recouvre d'une matière gélatineuse ; nous la mettons vingt-quatre heures dans l'eau pure. Le 12 novembre elle est remise dans l'Eau de La Bourboule et y mourait vingt-sept heures après, tandis qu'une troisième carpe plongée dans une solution de 28 milligrammes d'arséniate de soude y vivait dix-sept heures seulement.

V. — Un lapin de 3 kilos est saigné par la carotide, et, au moment où nous avons retiré 50 grammes de sang, l'animal est pris d'une dyspnée intense, de quelques secousses convulsives ; nous arrêtons l'hémorragie et injectons par la carotide 100 grammes d'Eau Choussy-Perrière, aussitôt la ligature faite et l'animal détaché, il reprend son aspect normal.

VI. — Chez un deuxième lapin nous retirons 60 grammes de sang ; les phénomènes de dyspnée et les secousses convulsives sont telles que nous suspendons rapidement l'hémorragie et injectons 100 grammes d'Eau de La Bourboule par la carotide ; comme dans l'expérience précédente, aucun trouble, et dix jours après les animaux sont en parfait état.

VII. — Un cobaye de 610 grammes reçoit 142 grammes d'Eau de La Bourboule par voie intrapéritonéale ; aucun signe d'intoxication.

VIII. — Un cobaye de 354 grammes reçoit de la même façon 100 grammes d'Eau de La Bourboule, il urine et quelques heures après ne semble nullement incommodé.

IX. — Un cobaye de 240 grammes reçoit 100 grammes d'Eau de La Bourboule, toujours par voie intrapéritonéale : dyspnée intense, tremblements ; l'animal semble devoir succomber, il urine fréquemment et le lendemain tout est rentré dans l'ordre (1).

X. — Un chien des rues de 12 kilos est saigné par l'artère fémorale sans précaution spéciale d'asepsie. Nous retirons 500 grammes de sang ; à ce moment dyspnée inquiétante, contracture des membres, affaissement des vaisseaux ; par la canule nous injectons aussitôt 500 grammes d'Eau de La Bourboule. A la fin de l'injection, ls nombre des globules rouges est passé de 6.700.000 à 3.200.000. L'animal, qui avait été anestésié par une solution d'atrofine et de morphine, est descendu dans la cage le lendemain ; il avait mangé de fort bon appétit les aliments qui lui avaient été laissés ; gai, il paraissait absolument normal. Dès lors, tous les jours son état se transforme pour devenir très brillant ; il mange beaucoup plus, vif, alerte, augmente rapidement de poids, son poil devient luisant en même temps que le sixième jour le nombre de ses globules rouges était passé à 7.100.000 en augmentation sur le chiffre initial avec une pression normale de 14 c. de mercure. Quinze jours après, considéré comme normal, il servait à d'autres expériences.

XI. — Expérience sur un chien, avec les mêmes résultats !

XII. — Nous injectons à un lapin 100 grammes d'Eau de La Bourboule par la veine marginale de l'oreille et nous mettons dans la cage d'un calorimètre différentiel de d'Arsonval comparativement avec un lapin normal ; très légère élévation de température chez l'animal injecté, et un quart d'heure après l'équilibre est rétabli pour se maintenir définitivement. (1).

Dès lors, il était établi que les Eaux Choussy et Perrière injectées dans le torrent circulatoire et par toutes les voies utilisées pour les sérums artificiels étaient bien tolérées par l'organisme auquel nous avons fait subir pour son élimination une surcharge plus ou moins rapide et notamment par les reins dont nous avons exigé un travail hors de proportion avec celui qu'ils ont l'habitude de fournir. Nous avons ensuite montré qu'après avoir soustrait en même temps à des animaux plus de la moitié d'un de ses tissus les plus importants, le tissu sanguin, soustraction qui, elle-même, entraîne la mort, nous avons pu relever la tension sanguine et considérer très rapidement nos animaux comme normaux. Le liquide injecté pouvait donc être dès lors considéré comme un sérum artificiel.

----

(1) BILLARD et FERREYROLES : *Recherches expérimentales sur la tolérance des Eaux de La Bourboule*. Société d'Hydrologie Médicale de Paris. (Décembre 1905).

(1) FERREYROLES et GASTOU : *Les Eaux de La Bourboule en injections sous-cutanées (Comparaison avec les sérums artificiels, l'eau de mer et les eaux radioactives)*. Société de dermatologie et siphiligraphie. (13 avril 1907).

Plus tard, dans une première communication, M. C. Fleig, à la Société médicale de Montpellier (avril 1907), considérait les Eaux minérales en tant que milieux vitaux et les étudiait d'une façon plus particulière à la Société thérapeutique, le 14 octobre 1908. Nous ne retenons de son travail que ce qui a trait aux Eaux de La Bourboule, Choussy et Perrière d'abord, puis de la Source Croizat, très intéressante, et au sujet de laquelle nous croyons utile de donner quelques indications.

Sa température est de 65° et son débit de 200 litres à la minute. M. Carnot a fait, en 1808, son analyse et nous donne comme composition hypothétique :

Arséniate de soude	0.0171
Bicarbonate de soude	1.8754
Chlorure de Sodium	5.6363
Sulfate de sodium	0.4101
Acide carbonique libre	0.6812
Bicarbonate de chaux	0.6351
— manganèse	0.1878
— potasse	trace
— lithine	0.3775
Chlorure d'ammonium	0.216
Matière organique	traces
Fer	traces
	9.8420

Nous avons obtenu, par une série de déterminations successives pour le point cryoscopique : $\Delta = -0°54, -0°47,5, -0°47, -0°44$. Ces différents résultats ont été contrôlés par M. Gros, chef du laboratoire municipal, et à la Faculté des Sciences par le professeur Chavastelon. En tout cas, nous considérons l'Eau de Croizat comme absolument isotonique ; en pratique, du reste, l'étude du pouvoir hémolytique de cette Eau qui contient 9 gr. 8 de sel, nous confirme ces données.

Nous avons donc mélangé successivement du sang de cobaye avec de l'eau de mer isotonique, de l'Eau de Croizat et du sérum artificiel et nous avons pu voir comparativement qu'aucun de ces milieux n'était globulicide. Une légère teinte rosée avec l'Eau Croizat aurait pu faire croire au pouvoir hémolitique de cette Eau. Elle était due à l'excès d'acide carbonique qu'elle contient. Il nous a été très facile d'éviter cet inconvénient en faisant dégager l'excès d'acide carbonique par la chaleur douce.

Ainsi donc, pour l'Eau de Croizat, il est absolument inutile, même dans les injections à dose massive, de la ramener à l'isotonie. Pour l'Eau Choussy et Perrière, nous pensons que sa minéralisation totale se rapproche suffisamment de celle du sérum à 7/000, couramment employé, et que son action sur la rénovation globulaire est suffisamment nette pour nous permettre de l'employer naturelle. MM. Cannion et Hallion ont démontré en effet que dès qu'une injection est lente (ce qui se produit toujours par la voie sous-cutanée, la plus couramment utilisée en thérapeutique) et à doses relativement réduites (ce qui doit toujours avoir lieu avec un sérum médicamenteux), les désordres dus à une inégalité légère de leur concentration et celle de l'organisme sont pratiquement négligeables.

Faisons dès maintenant remarquer que, pour ces différentes raisons, dans nos expériences, nous avons toujours employé de l'Eau prise au griffon et transportée le plus rapidement possible au laboratoire ou chez le malade, sans lui faire subir la moindre manipulation, soit de stérilisation, soit d'addition quelconque pour la ramener à l'isotonie, contrairement à M. Fleig, qui, considérant les Eaux Choussy et Perrière comme nettement hypotoniques et pour éviter toute influence possible due à l'osmonocivité, les rendait isotoniques par addition de chlorure de sodium. Cependant, comme nous, cet auteur les a, par la suite, injectées telles quelles, sans provoquer le moindre accident, et ses expériences absolument superposables aux nôtres les confirment en tous points.

« Injections massives, injections répétées, injections proongées à vitesse lente, transfusions après les saignées chez l'animal. — L'Eau de Choussy-Perrière isotonique et l'Eau de Croizat en nature peuvent être injectées dans le sang rapidement et en grandes quantités sans effet toxique. A un lapin de 2 kil. 270 entre autres nous avons injecté en quinze minutes 450 cm^2 d'eau de Croizat : diurèse abondantes pendant vingt-quatre heures, pas de symptômes d'intoxication. A des chiens de 12 à 15 kilos, on peut injecter brusquement dans les veines un litre de cette Eau sans danger. Après ces injections massives, les animaux sont le plus souvent très vifs et gais, urinent abondamment et ne paraissent jamais plus incommodés qu'après celle d'eau salée ordinaire. Les injections répétées tous les jours, pendant des périodes plus ou moins longues, permettent d'introduire dans les veines et dans les tissus des quantités énormes d'Eau de La Bourboule : les animaux restent en parfait état de santé. Il en est de même avec les injections intra-veineuses prolongées et à vitesse lente (O^{cc} 7 à 1^{c2} par minute et par kil. d'animal) que nous avons pratiquées en recueillant l'urine totale de chaque quart d'heure successif pendant les trois heures que dure l'injection et l'urine des jours suivants, en vue d'étudier les phénomènes d'excrétion comme nous l'avons fait dans le cas des sérums artificiels. Un chien de 17 kil. reçoit ainsi en trois heures 300 ^{cmc} d'Eau du Croizat : diurèse extrêmement abondante pendant et après l'injection ; il y a à la fois diurèse rénale et élimination du côté du tube digestif (sécrétion de 140 ^{cmc} de salive pendant la première heure de l'injection avec — 0,035 et NaCL, 5 p. 1000). Le volume de l'urine normale (—2,35) s'abaisse dans la première heure à —1,930 dans la deuxième à —0,595 et à la fin de la troisième à —0,365, le lendemain il n'est encore que de —0,555. Les transfusions de l'Eau de La Bourboule après les saignées, comme nous l'avons déjà signalé, produisent des effets restaurateurs plus nets que celle d'eau salée : la rénovation globulaire étudiée comparativement avec celle des animaux traités par ces dernières est plus active et le taux normal des globules est plus rapidement atteint ; les effets sont

surtout nets lorsqu'on répète les injections dans les jours
qui suivent la transfusion massive initiale. Un chien de
21 kilos ayant subi une saignée de 1 litre, transfusé
ensuite de 1 litre 500 d'Eau de Croizat et soumis pendant
les douze jours qui suivirent à des injections quotidiennes
de 100^{cmc} d'eau de la même source, présenta un nombre de
globules normal au vingtième jour, alors qu'un témoin
traité dans les mêmes conditions avec de l'eau salée n'attei-
gnit son chiffre habituel que dix-sept jours après.

M. Roger Trémolieres n'ayant pas eu connaissance des
recherches faites jusqu'ici a cherché à savoir si l'organisme tolérait bien les solutions salines naturelles contenant une variété de substances minérales aussi grandes
que les Eaux minérales. Après avoir également rendu les
Eaux de La Bourboule isotoniques, il en a injecté de
faibles doses à des animaux, confirmant les résultats précédents et insistant sur l'excellent état de ces animaux après
ses expériences, l'Eau de La Bourboule en injection tous
les deux jours avait très rapidement relevé l'état de deux
lapins que des injections intra-péritonéales d'Eau de Vichy
avaient amaigris d'une façon inquiétante.

Ainsi donc il est démontré par nos expériences d'abord,
confirmées ensuite par celles de MM. Fleig et Trémolières,
que les Eaux de La Bourboule, Ch_oussy et Perrière peuvent être considérées comme sérum artificiel et utilisé
comme telles.

Mais lorsque nous avons entrepris l'étude des injections
d'Eau de La Bourboule, nous nous sommes placés à un
autre point de vue, nous n'avons voulu montrer que la
question des sérums médicamenteux si complexe était réso-
lue dans cette Eau. Celle-ci doit être envisagée comme un
sérum médicamenteux contenant de l'arsenic sous une
forme colloïdale sans doute, puisque dans nos recherches
sur sa tolérance chez l'animal, nous avons montré combien
cette Eau était mieux supportée par les poissons qu'une
préparation remplissant toutes les conditions demandées
par une eau présentant la composition hypothétique de

l'Eau de La Bourboule. Georges Brouardel a intoxiqué par l'arsenic des cobayes, il résulte de ses expériences que 100 grammes de cobaye sont tués par une injection intra-péritonéale de 1^{mgr} 08 d'arsenic ; or deux de nos animaux ont reçu le premier 1^{mgr} 09 et le deuxième 2^{mgr} 09 pour 100 grammes d'animal. Remarquons que ces animaux étaient jeunes, tandis que la dose donnée par Brouardel était certainement mortelle pour des cobayes adultes. Il a soin de nous faire remarquer que les animaux jeunes sont beaucoup moins résistants.

Nous croyons en effet que dans la question des sérums thérapeutiques tout l'intérêt résulte dans l'introduction d'un métal ou d'un métalloïde dans l'organisme. Le rôle des métaux dans l'organisme est en effet, à l'heure actuelle, très mal connu et les recherches, bien que très nombreuses, sont à peine une ébauche de la question. Sans doute nous savons dans quelle partie du corps l'on peut trouver en plus ou moins grande abondance et spécialement tel ou tel métal ou métalloïde bien déterminé. Nous connaissons par les travaux d'Armand Gautier, de Gabriel Bertrand, que l'arsenic se localise surtout dans la glande thyroide et les productions épidermiques, mais s'il se localise surtout dans ces organes, il est un principe de tous les tissus, un élément fondamental du protoplasme, au même titre que le carbone, l'azote, le soufre et le phosphore. Les recherches d'A. Gautier montrent que la vie d'un individu est liée à la présence dans son organisme de 1/400.000.000 d'arsenic.

L'introduction par le professeur Robin des métaux colloïdaux agissant à doses très faibles nous rend palpable pour ainsi dire l'importance de certains éléments dans l'organisme, leur puissance thérapeutique indiquant bien, comme l'a montré Quinton, qu'en biologie l'importance d'un corps ne se mesure pas à son taux. Tout cela, et nous ne donnons ici que quelques indications, sans parler des belles recherches de Arthus, de Roger, de Rénon, de Pachon, et H. Busquet, n'est qu'un acheminement vers la connaissance de ce composé complexe qu'est la molécule d'albumine, si variable dans ses états et dans ses manifestations vitales, suivant que sur elle vient se greffer tel métal ou tel métalloïde.

Aussi croyons-nous qu'en injectant un véritable plasma arsenical, l'Eau de La Bourboule, facilement maniable et dosable, nous introduisons une excellente méthode de maniement d'une arme puissante dans la thérapeutique. Beaucoup d'autres eaux existent qui se caractérisent par la présence d'un métal ou d'un métalloïde déterminés, qui, bien étudiées et mises entre les mains des praticiens, donneraient sans doute par la voie hypodermique des résultats remarquables.

A la suite de nos recherches expérimentales, nous nous sommes crus autorisés à traiter par cette méthode les malades qui nous ont été confiés.

Nous avons toujours recueilli l'Eau directement au griffon et l'avons, chez l'homme, injectée directement, sans stérilisation aucune, même sans aucun filtrage, chaque fois que nous avons pu nous assurer qu'elle était recueillie d'une façon aseptique.

Sa température est de 56° à sa sortie du griffon, les nombreuses injections, tant intra-veineuses qu'intra-péritonéales, faites chez les animaux, nous autorisaient à la considérer comme aseptique. Disons même légèrement anti-septique car si l'activité du ferment lactique est diminuée en présence de l'Eau de La Bourboule, nous avons pu, dans le laboratoire du regretté professeur Charrin, augmenter la résistance des lapins à l'infection, à la suite d'inections de cultures microbiennes. Nous connaissons l'action des applications locales d'Eau de La Bourboule sur les lésions suppurées et ulcéreuses, nous avons utilisé avec grand succès, et nos confrères résidant dans la station le font d'une façon courante, l'Eau de La Bourboule en bains et en pansements à la suite de traumatismes suppurés. Et, du reste, outre cette action locale bien connue, ne sommes-nous pas frappés de la rapidité surprenante avec laquelle se sont comblées les lésions superficielles et profondes des malades dont les observations vont suivre.

Du reste, si on la chauffe pour la stériliser elle perd ses propriétés par suite des importantes modifications physiques et chimiques qu'elle subit. Si on la fait dans deux bouillons de culture, auxquels on ajoute à l'un de l'Eau de La Bourboule naturelle, à l'autre de l'Eau de La Bourboule bouillie et stérilisée, on voit qu'avec le streptoccoque, le staphyloccoque et le pyocyanique les cultures faites dans le premier milieu sont beaucoup plus virulentes. L'eau de mer, et sans doute toutes les eaux minérales, se conduisent de la même façon et M. Quinton a pu, en dissolvant dans un litre d'eau distillée tous les éléments obtenus par un litre d'eau de mer évaporée, faire une eau de mer toxique et il n'a jamais pu obtenir de mouvements amibodides dans un mélange marin stérilisé. Ainsi donc nous ne modifions en rien ses propriétés physiques ; quant à ses propriétés chimiques, nous nous sommes bien gardés de leur faire subir la moindre modification, soit par la chaleur, par l'évaporation dans le vide, soit par addition de chlorure de sodium, pour les ramener à une isotonie plus rigoureuse ; nous avons voulu étudier comparativement les différents résultats des deux modes d'administration, il fallait donc nous placer identiquement dans les mêmes conditions avec le même produit thérapeutique et c'est ainsi que nous voudrions voir procéder les auteurs qui étudient les eaux minérales en injections hypodermiques et en ingestion.

Sur le sang et le système circulatoire, non seulement nous avons pu remplacer chez les animaux le sang retiré après une saignée abondante par l'Eau de La Bourboule et, après des saignées fatalement mortelles, relever la tension sanguine, mais M. Fleig a confirmé nos expériences et montré comme nous que ces eaux donnent lieu après une hémorragie à une rénovation globulaire plus rapide et permettent la survie définitive d'animaux qui, transfusés simplement d'eau salée ordinaire, auraient fatalement succombé.

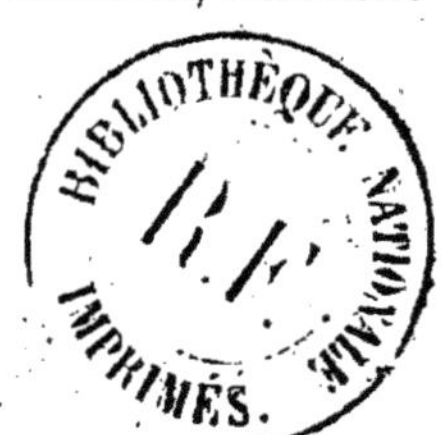

Le fait que l'eau de l'Eau de La Bourboule s'est toujours montrée remarquablement diurétique chez les animaux de M. Fleig, chez qui il observait à la suite d'injections hypodermiques une accélération dans les éliminations urinaires et dans les oxydations organiques ainsi que le montrent l'augmentation de la diurèse de l'urée et des sels de l'urine, du rapport azoturique de la diurèse moléculaire totale, de la diurèse moléculaire élaborée, de la diminution du coefficient urotoxique du poids et de la toxicité de la molécule élaborée moyenne, confirme en tous points nos observations sur les Eaux de La Bourboule sur la nutrition et que nous avons signalées à différentes reprises.

Avant la cure on constate :

1°. — Élimination au litre : augmentation de l'acidité, de l'urée, de l'acide urique, des phosphates, diminution des chlorures.

2°. — Elimination en 24 heures : faible volume des urines en 24 heures, diminution presque générale de tous les éléments sauf de l'acide urique. Il y a là déjà une constatation intéressante, puisqu'il ne peut s'agir de dilution des éléments et que, au contraire, une urine concentrée est généralement plus riche.

Après la cure de La Bourboule :

1°. — Elimination au litre : tous les éléments sont diminués et se rapprochent sensiblement de la normale.

2°. — Elimination par 24 heures : l'acidité et l'acide urique diminuent, l'urée et tous les éléments en général augmentent ou tendent à diminuer (1).

Dans la réaction qui suit l'injection d'eau de mer (pratiquée à une température inférieure à celle de l'animal), la température s'abaisse et tout en pouvant subir quelques oscillations, ne remonte jamais à la température initiale,

---

(1) FERREYROLLES : *Les Eaux de La Bourboule et leur action dans les dermatoses* (thèse 1904. — Michalon).

FERREYROLLES et GASTOU : *Action des Eaux de La Bourboule sur quelques éléments urinaires au cours des dermatoses dites diathusiques* (Société française de dermatologie et de syphiligraphie, séance d'avril 1907).

l'injection chlorurée, au contraire, pratiquée dans les mêmes conditions, ne fait subir à la température de l'animal qu'une chute réduite. Elle tend ensuite à se relever, oscille et, d'une façon générale, remonte au-dessus de la température au début. Par l'injection d'Eau de La Bourboule, une très légère élévation de température s'est montrée chez l'animal observé ; un quart d'heure après, l'équilibre est établi pour se maintenir définitivement. M. Fleig note une réaction vive, intense, avec fièvre, frissons, sueurs, après une injection de 700 c^2, il estime que malgré cela ces doses peuvent être largement dépassées. Jamais nous n'avons observé chez nos malades ces réactions vives, il est vrai que nous n'avons jamais injecté d'aussi fortes doses que nous considérons comme inutiles sinon nuisibles. Au début, nous injections couramment 150 et même 200 c^2 chez l'adulte dans la région fessière, nous nous en tenons actuellement aux doses de 50 à 100 c^2 chez l'adulte, 10 à 20 chez l'enfant. A la suite d'une injection massive, une leucopénie brutale se manifeste autour de la région de l'injection et ainsi est boulversée la circulation lymphatique. Sans doute après, un afflux de lymphe plus abondant se produit, mais est-ce bien là le but recherché ? D'une conversation que nous avons eue avec M. le professeur Langlois, nous avons pu conclure que celui-ci partageait absolument nos idées en les poussant même beaucoup plus loin, puisqu'il estime qu'on ne devrait pas dépasser 50 cm^2 chez l'adulte et qu'il a obtenu d'excellents résultats en injectant des sérums thérapeutiques à la dose de 5 ou 6 cm^2 chez l'enfant, aussi ne sommes-nous pas de l'avis de M. Ch. Fleig lorsqu'il propose pour le traitement bourboulien une injection de 500 cm^2 deux fois par semaine ; par exemple, nous estimons qu'il vaut mieux employer des doses relativement peu élevées tous les deux jours.

C'est ce que nous avons fait.

Roger Trémolières a repris ces expériences et conclut comme nous-mêmes qu'il y a, au point de vue physiologique et clinique, de grandes différences entre les résultats obtenus par l'administration de doses massives très espacées et de petites doses (comparativement au poids) et fréquemment rejetées.

Nous n'avons pas traité indistinctement tous nos malades par cette méthode, nous avons choisi ceux dont les lésions étaient les plus sérieuses et plus avancées ou dont la nutrition était plus profondément viciée.

Nous nous sommes contentés de faire des séries de 10 à 12 injections pendant vingt ou vingt-cinq jours que l'esprit de routine consacre aux cures thermales, oubliant que souvent l'intérêt du malade exigerait un traitement prolongé ; on passe volontiers trois mois, six mois à la mer, on passe vingt jours à la montagne ou aux stations thermales !

Ces observations portent à la fois sur des malades traités à La Bourboule avec tous les facteurs qui entrent en jeu, l'altitude, le traitement externe, et des malades hospitalisés à l'Hôtel-Dieu de Clermont-Ferrand où seule l'administration de l'eau par la voie hypodermique intervient.

Nos injections intramusculaires ont toujours été faites dans la région fessière à une vitesse lente, puisque nous mettions généralement 20 ou 25 minutes pour injecter 100 centicubes d'Eau Choussy-Perrière. Parfois absolument indolores, elles sont cependant quelquefois sensibles, jamais douloureuses, très bien supportées par le malade à qui elles ne provoquent aucune gène immédiate ni tardive. L'absorption est très rapide, et souvent elles ont été réclamées par les malades qui avaient pu apprécier comparativement les résultats obtenus sur eux par l'administration de l'Eau en ingestion et par cette nouvelle méthode :

OBSERVATION I. — Sujet de santé délicate. Tuberculose pulmonaire, angine, pleurésie. Poids à l'arrivée 58 k. 600. Injections de 50 cent. cubes, puis de 100 cent. cubes d'Eau de la Bourboule tous les deux jours. Pas de réaction fébrile, ni de fatigue, amélioration de l'état général et local. Au départ, poids 61 k. 350.

OBSERVATION II. — Lymphatisme, eczéma impétigineux. Adénopaties, type scrofuleux.

Injections de 50 cent. cubes d'Eau de La Bourboule tous les trois jours, puis 100 cent. cubes. Amélioration marquée.

OBSERVATION III. — Adénopathie bacillaire.

Arrive en juin 1906, est soumise aux injections d'Eau de La Bourboule. Au début, 50 cent. cubes tous les deux jours, dans le tissu sous-cutané de la paroi abdominale ; légère douleur due à la distension, aucune réaction désagréable comme dans l'injection d'eau de mer, la malade la supporte très bien et se lève une heure après. Au bout d'une semaine l'appétit, nul, semble renaître, la malade a plus d'entrain. Nous faisons alors 100 grammes tous les deux jours, et la malade, après cette injection, accuse un bien-être immédiat qu'elle n'avait pas ressenti par les premières injections ; une heure après environ elle se lève avec plus de plaisir, marche volontiers et est toute la journée dans un état d'euphorie remarquable, plus de force et d'entrain ; le lendemain, ces effets immédiats sont diminués, mais très appréciables, l'état général s'améliore, la malade a augmenté de 2 k. 100, l'appétit est excellent, l'atonie intestinale semble avoir cédé, les nuits sont meilleures. Après un séjour d'un mois, elle repart et déclare qu'il n'y a aucune comparaison à établir entre son état et celui des années précédentes où elle avait été traitée par l'ingestion des eaux : jamais elle ne s'était sentie aussi bien et aussi rapidement améliorée. (1).

OBSERVATION IV. — M. K... toujours bien portant, 26 mois de séjour au Congo, depuis décembre 1907 adénite paludéenne inguinale volumineuse. A été traité sans succès par des injections de quinine et par de la liqueur de Fowler. Actuellement glanglion volumineux, douloureux après une marche de quelques heures ; la rate, très hypertrophiée, tient toute la partie gauche de l'abdomen. Est soumis aux injections de 100 cent. d'Eau de La Bourboule dans la région fessière tous les deux jours ; au bout de trois injections, la rate n'est plus aussi sensible à la palpation, le malade trouve après la marche ses ganglions moins douloureux. La péri-adénite diminue très sensiblement. Après dix injections, le malade, qui a continué à prendre tous les jours un bain de 35° et une douche abdominale sous l'eau, ne souffre plus de ses ganglions qui persistent encore. Le volume de la rate a diminué des deux tiers environ. L'état général est très bon. Revu trois mois plus tard en excellent état ; les ganglions inguinaux ont à peu près complètement disparu.

---

(1) FERREYROLLES et GASTOU. — *Bulletin de la Société Française de Dermatologie et Syphiligraphie*. N° d'Avril 1907.

OBSERVATION V. — Pierre M... Mère bien portante, le père a souvent des poussées furonculeuses. Cet enfant, âgé de deux ans, a eu autour du cou, au quinzième mois, de larges placards eczémateux qui ont disparu. Actuellement, il présente un eczéma impétigineux de toute la partie postérieure du tronc du thorax et des jambes, les lésions sont très prurigineuses et empêchent tout sommeil, l'appétit est excellent, les selles sont régulières, poids 11 k. 500. Le malade est soumis à une injection de 30 cent. d'Eau de La Bourboule tous les deux jours, dès son arrivée dans la station le 22 juin. Le 27 juin, les croûtes sont tombées, le 30 juin, après la troisième injection, le prurit est à peu près complètement disparu ; le sommeil est excellent, l'appétit est bon, l'intestin fonctionne très bien. 5 juillet. Le mieux continue. Quitte La Bourboule le 12 juillet en excellent état, plus de lésions cutanées, état général très bon. Poids 12 k. 600.

OBSERVATION VI. — M. K... 27 ans, toujours bien portant. En 1903, première poussée de psoriasis qui n'a pour ainsi dire jamais disparu depuis. A fait trois saisons à La Bourboule depuis et a eu chaque fois une rémittence de quelques mois. L'an dernier a fait une saison à Saint-Gervais et n'a obtenu aucune amélioration locale, l'hiver a été moins bon que les précédents. A été alors soumis aux injections d'eau de mer avec réaction intense, amélioration très problématique, état général très bon. Arrive à La Bourboule avec un psoriasis généralisé avec poussée plus intense aux articulations.

Injections de 100 cent. cubes d'eau tous les deux jours, bain de Choussy-Perrière d'une heure ; une demi-heure de pulvérisation ; tous les jours où le malade n'a pas d'injections il boit 300 grammes d'eau par jour. Les injections sont assez sensibles ; les plaques de la région fessière où elles sont faites sont les plus favorablement influencées. Le traitement est continué pendant vingt-cinq jours ; les lésions sont en général plutôt améliorées, mais moins qu'on aurait pu l'espérer tout d'abord.

A eu, après son départ, une très forte poussée qui s'est calmée, le mieux très net se fait seulement sentir, l'amélioration obtenue est, cet hiver, bien supérieure à celles obtenues par les cures précédentes.

OBSERVATION VII. — André C... Enfant né avant terme, nourri au sein jusqu'à dix mois, semblait avoir repris et allait très bien. A quatorze mois, ce petit malade a eu une broncho-pneumonie dont il ne s'est jamais remis. Cet enfant, âgé de vingt-huit mois, a toussé tout l'hiver, n'a pas le moindre appétit ; on a toutes les peines du monde à lui faire absorber deux biberons et deux jaunes d'œuf

par jour. En février 1908, on lui fait quelques injections de 25
cent. cubes d'eau de mer qui, pendant une semaine, malgré
une très forte réaction, lui firent beaucoup de bien, mais ce mieux
n'est pas durable et il arrive à La Bourboule toussant toujours,
sans appétit, sans entrain, quelques ganglions cervicaux. Poids
14 k. 200. Le 25 juin est soumis à une injection de 25 cent. cubes
d'Eau de La Bourboule tous les deux jours, à un bain d'Eau de
La Bourboule tous les jours, avec douches à 30°. Il est impossible
de faire des inhalations à l'enfant qui ne veut pas pénétrer dans
la salle, on dut y renoncer. Le 5 juillet, c'est-à-dire après quatre
injections, l'enfant a un peu plus d'entrain et mange de meilleur
appétit, un peu de constipation. Le traitement est poursuivi
régulièrement pendant vingt-cinq jours et après dix injections
d'Eau de La Bourboule et trois semaines de séjour en montagne,
le petit malade a bon appétit, tousse beaucoup moins, ses ganglions cervicaux ont beaucoup diminué de volume et son poids
a augmenté de 900 grammes.

OBSERVATION VIII. — Mlle C..., 30 ans. Père et mère bien
portants, frères l'un tuberculeux gras, l'autre type du scrofuleux.
A toujours eu une santé délicate, a été opérée il y a cinq ans
d'une adénite suppurée du cou; les trajets fistuleux ont long-
temps persisté. L'état de la malade est cependant amélioré tous
les ans par son séjour à La Bourboule. En 1906, cette malade
nous arrive avec un mauvais état général, des ganglions suppurés
du cou et adénite axillaire volumineuse, pas d'appétit, fatiguée au
moindre effort, aucun sommeil, constipation opiniâtre; à l'auscultation, des points de pleurite du côté droit; toux sèche très fréquente, l'état général très mauvais. Poids 50 k. 600. Soumise à une
injection de 50 cent. cubes d'Eau de La Bourboule, inhalation d'une
demi-heure avec douche tiède à la suite. Les injections faites à la
cuisse sont assez douloureuses; malgré cela, cette malade qui supporte mal l'eau en ingestion, semble très rapidement s'améliorer.
Elle suspend les inhalations qui, dit-elle, la fatiguent beaucoup;
l'appétit s'améliore très rapidement mais le fait le plus saillant est
l'amélioration très rapide des plaies fistuleuses de la région du
cou. A son départ, après dix injections, les trajets sont presque
cicatrisés, l'adénite axillaire a beaucoup diminué, la constipation
est très améliorée et l'état général est bon, Mlle C... marche sans
fatigue, a plus d'entrain et, à son départ, le poids est de 54 k. 200.
  Les résultats obtenus par cette méthode sont beaucoup meil-
leurs à ceux obtenus les années précédentes par l'administration des Eaux par les voies digestives. Mieux, plus rapide et
plus complet.

En 1907, Mlle C... revient à La Bourboule, l'hiver a été très bon jusqu'en février et elle pu reprendre ses occupations d'institutrice. à peu près suspendue depuis deux ans : en mars 1907, grippe dont elle ne se remet que difficilement. Intoxication par le véronal et le pyramidon avec délire pendant huit jours, trois semaines au lit et c'est à peine remise qu'elle nous arrive. Depuis mars le poids a diminué de 7 kilos; pas de sommeil, plus d'appétit, les ganglions cervicaux sont cicatrisés, mais quelques-uns sont encore assez volumineux, poids 52 k. 570. A l'auscultation, râles de congestion à la base du poumon droit; au sommet gauche, râles sous-crépitants de la fosse sus épineuse. Injections d'Eau de La Bourboule. Inhalations et douches tous les deux jours. Le traitement externe est mieux toléré, les injections nous donnent très rapidement un relèvement de forces et de l'état général, l'appétit est bon, poids au départ 54 k, 100. La péri-adénite cervicale a beaucoup diminué, les ganglions sont encore volumineux; part de La Bourboule et, pendant une quinzaine de jours, est un peu fatiguée. Puis elle se remet très vite et va très bien jusqu'en mars, alors elle a de nouveau une grippe qui dure jusqu'à fin avril. Elle est traitée par des injections d'eau de mer qui l'ont améliorée mais beaucoup moins que l'Eau de La Bourboule. Elle arrive à La Bourboule en juillet très fatiguée depuis trois semaines, toussant beaucoup, souffrant horriblement d'une névralgie intercostale qui ne cède qu'à la morphine et est rendue très pénible par une toux fréquente, sèche ; les nuits sont très mauvaises. Les glanglions cervicaux suintent, les ganglions axillaires ont disparu deux mois environ après le départ. Pas d'appétit et constipation opiniâtre, poids 52 kilos. Injections d'Eau de La Bourboule de 100 grammes tous les deux jours comme les années précédentes ; le mieux est marqué dès les premières injections, l'appétit et les forces reviennent très rapidement mais les nuits restent mauvaises, car malgré une gymnastique respiratoire, le point de côté dû à des adhérences pleurales n'arrive pas à céder. Au bout de huit injections, la malade va beaucoup mieux, se repose quinze jours et nous faisons une nouvelle série de huit injections, l'état continue à s'améliorer, le poids est de 53 k. 900 et la malade quitte La Bourboule relativement moins bien que les années précédentes à cause de sa douleur intercostale que nous n'avons pu faire céder par aucun traitement.

OBSERVATION IX. - Mlle V..., 24 ans, Clermont-Ferrand. Parents bien portants, aucun antécédent héréditaire. Anémie à la puberté, s'enrhume très facilement. A fait, il y a trois ans, un premier séjour à La Bourboule, s'est bien trouvée de sa cure. L'été 1906, elle va à Cauterets faire une saison, l'expectoration a beaucoup diminué et, malgré quelques hémoptysies, s'y est trouvée améliorée. Fait en 1907 une saison à La Bourboule où elle arrive toussant et crachant beaucoup, avec un peu de température le soir, excellent appétit en général, sommeil bon. Râles sous-crépitants de tout le sommet gauche. 200 à 400 grammes d'Eau par jour, progressivement. Inhalations et bains. L'état général va s'améliorant. Quinze jours après, la fièvre a complètement disparu, la malade quitte La Bourboule au bout d'un mois de séjour, plus forte, toussant et crachant beaucoup moins. Poids 53 k. 500.

A passé un excellent hiver sans s'enrhumer, pesant 56 kilos. Revient à La Bourboule en juillet 1908, toussant et crachant beaucoup depuis un mois ; elle a maigri très sensiblement : poids 54 k. 800. L'appétit est bon, l'état général n'est pas mauvais, les forces sont moindres que l'année précédente. Est soumise à une injection de 100 cent. d'Eau de La Bourboule tous les deux jours. Inhalations et douches tous les deux jours. Le traitement est bien supporté, la malade semble se rétablir plus rapidement que l'année précédente ; la toux persiste, mais l'expectoration est très diminuée dès la première semaine. Le poids, le quinzième jour, est de 56 k. 700. Nous continuons le traitement avec quelques jours d'arrêt et, après un mois de séjour, la malade part très améliorée. Poids 56 k. 900. Revue en novembre 1908, le mieux a persisté, la malade va bien.

OBSERVATION X. — B... Anna, 6 ans. Père et mère bien portants. Cette enfant a toujours été délicate et vient d'être opérée de tumeurs adénoïdes. L'an dernier, à la suite d'une scarlatine, un peu d'otite suppurée du côté gauche, les amygdales sont volumineuses et s'accompagnent de ganglions sous-maxillaires et cervicaux. Poids 18 kilos. Cette malade est soumise à une injection d'Eau de La Bourboule tous les jours avec pulvérisations et bain tous les jours. Au bout de la quatrième injection, l'enfant semble s'améliorer, l'appétit renaît, les muqueuses se colorent ; nous continuons le traitement et l'enfant part, les amygdales sont moins volumineuses, les ganglions cervicaux moins empâtés, l'enfant a bonne mine. Poids 18 k. 450.

OBSERVATION XI. — Mme M..., 32 ans. Parents bien portants. A, depuis l'âge de 25 ans des poussées d'urticaire très fréquentes. Très anémiée à la puberté. Depuis quelques hivers, très sensible de la gorge et s'enrhume très facilement. A eu la grippe cet hiver et ne s'est pas remise. Pas d'appétit, constipation opiniâtre, urines très rares, asthénie avec sueurs au moindre effort, sommeil mauvais. Cette malade a actuellement une ou deux poussées d'urticaire par semaine et tousse un peu. A l'auscultation, submatité à droite avec râles sous-crépitants, poids 53 k. 350. Urée 16 grammes par vingt-quatre heures. Est soumise à une injection de 100 grammes d'Eau de La Bourboule tous les deux jours. Inhalation et douche tous les jours. Très rapidement, le volume des urines passe de 450 grammes à 1300 grammes et s'y maintient. Urée 25 grammes par vingt-quatre heures. Les forces reviennent peu à peu, la toux a diminué. Une seule crise d'urticaire pendant son séjour à La Bourboule ; les sueurs ont disparu et les forces lui permettent des promenades en montagne. Poids 58 k. 300.

Revue en avril 1908. A passé un excellent hiver, à peine un peu de bronchite qui n'a pas duré en mars. Deux ou trois légères crises d'urticaire seulement dans le courant de l'hiver.

L'état général est bon.

OBSERVATION XII. — *Tumeur blanche du coup de pied.* Antécédents héréditaires : Père inconnu, mère bien portante ; âgé de 2 ans 1/2, poids, le 4 novembre, 13 kilos. Etat général assez bon, l'appétit est moyen, la tumeur blanche a été opérée et la plaie se cicatrise très lentement. En outre, la malade présente de l'impétigo du front et du menton. Le taux de l'urée est de 15 grammes par litre. Cette malade reçoit tous les deux jours une injection de 25 cent. d'Eau de La Bourboule dans la région fessière. Au bout de trois injections peu de modifications apparentes, l'appétit est cependant meilleur, la plaie semble avoir meilleur aspect, le chiffre de l'urée est de 16 grammes par litre : le poids, le 14 novembre, est de 13 kilos. La série des injections est continuée et, après en avoir fait dix, nous arrêtons le traitement. Le poids de l'enfant est de 13 k. 500, l'amélioration de la plaie est très marquée, la cicatrisation est très rapide, l'appétit est très bon et l'état général est excellent, le taux de l'urée est de 17 grammes par litre.

OBSERVATION XIII. — S... André, 18 mois. Antécédents héréditaires mauvais, parents en mauvaise santé, miséreux, conduisent cet enfant à l'hôpital pour troubles digestifs, vomissements, diarrhée, présentant des signes de rachitisme, la fontanelle antérieure n'est pas soudée, les tibias sont incurvés, le thorax en carène, l'état général très mauvais. Poids 9 k. 500. Soumis à une injection de 20 cent. cubes d'Eau de La Bourboule tous les deux jours. Au bout de quatre injections, le poids est de 10 kilos. L'enfant ne vomit plus, plus de diarrhée, l'état général est meilleur, nous continuons le traitement et, après dix injections, l'enfant a considérablement changé, son poids est de 10 k. 400, son appétit est excellent, plus de troubles digestifs ou intestinaux; nous suspendons le traitement. L'enfant a bonne mine. .

OBSERVATION XIV. — Brûlures étendues. H. C..., 21 mois.

Entré à l'hôpital le 16 août 1906 pour une brûlure très étendue de tout le côté droit de l'aisselle au genou. Le 4 novembre, la plaie, qui suppure beaucoup, s'étend de la cuisse droite, comprenant la région fessière, jusqu'au niveau des fausses côtes.

L'appétit est très mauvais, l'état général peu brillant, poids 11 k. 700. Soumis à une injection d'Eau de La Bourboule tous les deux jours, de 20 cent. cubes. Après trois injections, l'état général est meilleur, son appétit est assez bon, la plaie a meilleur aspect, la suppuration diminue et les bourgeons charnus sont plus vifs, le poids peu changé : 12 kilos. Nous continuons les injections, une fois une série de dix terminée. La plaie qui a continué à s'améliorer, a très bon aspect, l'étendue en est diminuée très sensiblement ; l'appétit est bon, le poids est de 12 k. 300. Le traitement est suspendu, l'amélioration persiste une quinzaine, puis cesse peu à peu ; plus d'appétit, l'enfant maigrit, la plaie ne se modifie plus. On fait une nouvelle série d'injections et l'enfant reprend très facilement le dessus, tandis que ses lésions vont s'améliorant.

OBSERVATION XV. — G. P..., 3 ans. Deux sœurs délicates.

Entré pour un eczéma impétigineux de la face et du cou, le ganglion sous-maxillaire a suppuré et a dû être ouvert, actuellement adénite sous-maxillaire volumineuse. Poids 14 k. 550. Etat général très bon. Est soumis à une injection de 25 cent. cubes d'Eau de La Bourboule tous les deux jours. C'est l'enfant sur lequel le traitement paraît avoir le meilleur résultat et le plus rapide. Dès les premières injections l'impétigo a complètement disparu et l'adénite sous-maxillaire semble diminuer. Poids 15 kilos huit jours après. Les injections sont continuées et, au bout de dix, plus de traces d'impétigo, les ganglions ont très sensiblement diminué ; le poids est de 15 k. 400.

OBSERVATION XVI. — B... F..., 7 ans.

Entre dans l'Hôtel-Dieu le 18 août avec une péritonite tuberculeuse, ascite considérable, diarrhée et température élevée. Traité par des pointes de feu, du calomel de temps à autre et le régime lacté, cet enfant se lève depuis un mois et mange normalement. Au début du traitement l'ascite a à peu près disparu et il reste autour de l'ombilic un ensemble de plaques de gâteaux péritoniaux. Le poids est de 26 k. 500. 17 grammes d'urée par litre. Après huit jours de traitement, le malade n'a guère changé ; l'appétit est bon, le poids de 27 k. Le taux de l'urée est de 18 gr. par litre. Nous continuons les injections. Le poids du malade passe à 27 k. 300 à la septième injection et la semaine suivante, après dix injections, il pèse 28 kilos. Son état est bien meilleur, bon appétit et plus d'entrain.

OBSERVATION XVII! — Lucien B..., 3 ans, Clermont-Ferrand. Entré à l'hôpital le 7 avril 1908, pour abcès et lésions tuberculeuses multiples, mère bien portante, père alcoolique.

Traité dans le service de chirurgie, il présentait une adénite tuberculeuse au cou et une atteinte tuberculeuse, les ganglions, très volumineux, ont dû être ouverts, la suppuration persiste encore et, en plus, il s'est développé un nodule tuberculeux au niveau de l'orteil droit. A l'auscultation, rien de particulier. L'état général n'est pas trop mauvais, l'appétit est assez bon, mais parfois cet enfant a des périodes de diarrhée abondante et fétide qui l'affaiblissent beaucoup.

Le 4 novembre, poids 13 kilos ; 22 grammes d'urée par litre. Est soumis à une injection d'Eau de La Bourboule tous les deux jours. Après les deux premières injections, l'enfant a de la diarrhée, nous n'arrêtons pas le traitement, la diarrhée cesse d'elle-même, l'appétit semble un peu meilleur ; après quatre injections, l'urée est de 24 grammes par litre le poids est de *14 kilos 500*, les plaies paraissent peu influencées par le traitement qui est continué. Huit jours après, le poids est de 15 kilos ; les plaies suppurent beaucoup moins et ont bien meilleur aspect, elles sont bourgeonnantes et vives. Après dix injections, le poids de l'enfant est stationnaire, mais sa mine est bien meilleure, plus gai, excellent appétit, plus de troubles intestinaux, et ses plaies ont continué à s'améliorer. Il passe en chirurgie pour être débarrassé de sa lésion au gros orteil.

OBSERVATION XVIII. — Virginie D...., 20 ans. Tout enfant, a eu la rougeole et la fièvre typhoïde. Il y a cinq ans est entré à l'Hôtel-Dieu de Clermont-Ferrand pour une ostéite tuberculeuse de la jambe, pour laquelle elle a subi cinq curetages dans l'année. L'année suivante tumeur blanche du genou, fait deux saisons à La Bourboule et y est chaque fois améliorée, puis nouvelle poussée du côté de sa jambe, nouveau curetage. Elle est mise pendant deux mois dans un appareil plâtré. A la suite de ce traitement, elle s'améliore et marche pendant cinq ou six mois, puis tous les accidents recommencent ; fait des abcès à la partie interne de la jambe et à la partie antéro-interne du genou. Elle est envoyée pendant cinq mois à la mer et revient en octobre à l'Hôtel-Dieu, en déclarant que La Bourboule lui réussit mieux au point de vue général et local. Ses plaies ne sont pas cicatrisées et sont en très mauvais état ; suppuration abondante et fétide. Elle est alors traitée sans succès par des injections de sérum anti-diphtérique, d'huile iodoformée, de bleu de méthylène. Le 4 novembre 1907 commence un traitement par l'injection de 100 cent. cubes d'Eau de La Bourboule dans la région fessière, n'a pas d'appétit, mauvais état général, poids 53 kilos. Au bout de la quatrième injection, l'appétit renaît, la malade se sent mieux. Au bout de huit jours, c'est-à-dire quinze jours après le début du traitement, la plaie, dont les bourgeons devenaient plus vifs et dont l'aspect changeait de jour en jour, se cicatrise et la malade ne souffre plus, l'appétit est excellent, le poids est de 54 kilos. Nous suspendons le traitement quinze jours et le reprenons jusqu'au 16 décembre. L'état général est excellent, les plaies sont complètement cicatrisées, le poids est de 56 kilos le 26 décembre. Jusqu'à fin mars cette malade est en très bon état, puis le mieux s'atténue, elle est envoyée alors à l'hôpital de La Bourboule où elle se remet, elle marche normalement. Revue en très bon état en novembre 1908.

OBSERVATION XIX. — R...., 9 ans.

Père inconnu, mère bacillaire, sujet aux angines, puis en Juillet 1908, à la suite de la rougeole, ce malade a une broncho-pneumonie double dont il ne se remet pas, sa température reste élevée et, en quelques semaines, il se cachectise. La température tombe, mais l'amaigrissement continue. On lui fait quelques injections de paratoxine Lemoine qui lui donnent quelque vigueur. Au commencement de novembre, poussée conjective des deux bases ; la température oscille entre 38 et 38°5, tousse et crache beaucoup, son état général est mauvais. Poids 28 kilos, urée 20 grammes par litre ; est soumis à une injection de 30 grammes d'Eau de La Bourboule tous les deux jours ; au bout de la première semaine peu de changement, son appétit est un peu meilleur ; urée 23 grammes par litre. Nous continuons le traitement, la température vespérale diminue légèrement, l'appétit ne change pas et le point reste stationnaire. En somme, le maintien de l'état du malade est le seul résultat obtenu.

OBSERVATION XX. — C.... Anna, 5 ans. Eczema, blépharite.

Antécédents héréditaires inconnus. Entre à l'hôpital avec une blépharite ciliaire accompagnée de suintement séro-purulent au réveil, eczéma impétigineux de la face et du cuir chevelu.

Traitée par une injection de 30 grammes d'Eau tous les deux jours, très rapidement l'état général s'améliore et les lésions de la peau ont disparu après vingt jours de traitement. Poids 15 kilos 100.

CONCLUSIONS

Nous pouvons donc conclure de ces recherches expérimentales et cliniques :

1° Que la tolérance des Eaux arsenicales de La Bourboule (Sources Choussy, Perrière et Croizat) en injections intraveineuses, sous-cutanées ou intra-péritonéales est très grande.

2° Par leur action sur la rénovation globulaire, ces Eaux peuvent être employées avec avantage à la suite d'hémorragies graves comme sérums artificiels par toutes les voies utilisées pour ceux-ci, sans danger et sans inconvénient.

3° Ces Eaux doivent en outre et surtout être considérées comme type de sérum médicamenteux arsenical et employées comme telles en thérapeutique. Nos expériences démontrent qu'elles doivent être utilisées telle que la nature les fournit : toute manipulation pour les stériliser ou pour les ramener (Choussy et Perrière) à une isotonie plus rigoureuse ne fait que modifier leur état d'une façon défavorable.

4° La méthode hypodermique présente sur les méthodes actuelles de grands avantages.

Elle permet :

a) D'utiliser la minéralisation intégrale des Eaux en évitant les doubles décomposition et modifications qui se produisent dans leur trajet à travers les voies digestives.

b) D'obtenir des résultats thérapeutiques très supérieurs à ceux que l'on obtient par l'ingestion des eaux, et avec des doses relativement réduites, ainsi que le démontrent nos observations cliniques. L'activité des propriétés thérapeutiques de leurs éléments constituants étant accrue par l'utilisation de l'élément médicamenteux avec ses propriétés naturelles ionisantes, colloïdales et radioactives.

Cette méthode d'administration par injections hypodermiques s'impose dans tous les cas d'intolérance gastro-intestinale ou autre, et chaque fois que l'état du malade ou les progrès de l'affection obligent à agir vite et énergiquement.

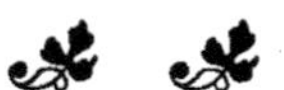

CLERMONT-FERRAND. — IMPRIMERIE A. JOACHIM

IMPRIMERIE | A. JOACHIM

RUE BLATIN

CLERMONT-FERRAND

709

www.ingramcontent.com/pod-product-compliance
Ingram Content Group UK Ltd.
Pitfield, Milton Keynes, MK11 3LW, UK
UKHW021630130726
13696UKWH00005B/2107